Ute Berardone

AF158215

Dein Weg ist das Ziel

Ute Berardone

Dein Weg ist das Ziel

Ein Tatsachenbericht
mit Echtheitsgarantie
über das eigentliche Ziel,
den Weg,
das WIRKliche Ziel
und die Dankbarkeit
auf allen Wegen.

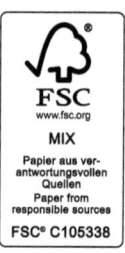

Ute Berardone weist ausdrücklich darauf hin, dass im Text enthaltene externe Links von ihr nur bis zum Zeitpunkt der Buchveröffentlichung eingesehen werden konnten. Auf spätere Veränderungen hat sie keinen Einfluss. Eine Haftung ist daher ausgeschlossen.

Deutsche Nationalbibliothek
5. Auflage 2019
© 2019 Ute Berardone
Umschlagkonzept: Ute Berardone
Titelbild: Ute Berardone
Lektorat: Dr. Elke Franke-Heubach
Druck und Bindung: BoD

Bibliografische Information der Deutschen Nationalbibliothek:
Die Deutsche Nationalbibliothek verzeichnet diese Publikation in der Deutschen Nationalbibliografie; detaillierte bibliografische Daten sind im Internet über http://dnb.dnb.de abrufbar.

Herstellung und Verlag: BoD – Books on Demand, Norderstedt

ISBN: 978-3-7431-2848-4

Danke!

Danke, meine geliebten Kinder ♥,
meine geliebte Schwester ♥
und meine geliebten Freundinnen ♥:

Viiielen Dank für eure große Geduld mit mir während dieser Buch-Schwangerschaft! Bis zur Vollendung habt ihr mich liebeVOLL und hilfREICH begleitet!

Danke! ♥ Danke! ♥ Danke! ♥

Viele Monate habe ich mich schreibend zurückgezogen und bin somit nicht in dem Maße mit euch gewesen, wie es mein Herz und eure Herzen es sich wünschten! Wirklich eine sehr große Herausforderung für uns alle, die wir mit Bravour gemeistert haben!

Danke! ♥ Danke! ♥ Danke! ♥

Inhalt

Danke! 5
Einladung 9
Magisches Malente 11
Ein besonderer Freilernort 13
Für die Kinder ♥ 13
Albert Einstein 15
Die Glückszahl 13 16
Reise ins Blaue 19
Delphine 21
Majestät, die Mühle 23
Berauscht vor Glück 25
Die Seele spricht 29
Vom Schamanen chauffiert 30
Am rechten Ort 32
Sei dankbar dem Weg 34
Intuition 36
Ekstase pur! 38
Bildungstag 40
Morphogenetischer Tag 42
Vorfreudiges Fantasieren 44
Toms Hütte 46
Waldputzaktionen 49
Göttlich geführt 54
Beflügelt 55
Neue Wahlheimat 56
Auf Wiedersehen! 59

- Doch Delphine! 60
- „Nur" ein Besuch 61
- Veränderungen 61
- Elefantenbaum 62
- Die Prinzenstraße 7 63
- Der Umzug 65
- Das Symbol der Götter 67
- Das eigentliche Ziel 69
- Wiederauferstehungskraft 71
- Pure Lust am Leben 71
- Das WIRKliche Ziel 74
- Ein neuer Tag! 77
- Viel Freude 79
- Noch ein wichtiger Tipp 83
- Titelbild 85
- Die Dankbarkeit 86
- Königskinder 87
- Das Leben will einen ausgeben! 89
- Lebendigkeit 90
- Dreieinigkeit 95
- HerzFEE 97
- Ein Gedicht 98
- Danke an Dich! 99
- Nachwort 100
- Herzlichen Dank! 101

Einladung

Du sehnst Dich längst nach einer Veränderung, nach einem Neuanfang? Lässt Dich aber ständig von Deinem Kopfkino, was natürlich total kontraproduktiv ist, abhalten? Vertraust Deinen Ängsten mehr, als Deiner Sehnsucht? Willkommen im Club! Den ich Gott sei Dank in 2017 gekündigt habe. Mit Neuanmeldung im Verein „lebendiges und abenteuerliches Leben". Voraussetzung für die Aufnahme war lediglich Mut, Tatendrang, Abenteuerlust und die Bereitschaft, die bequeme und vertraute Komfortzone zu verlassen. Spaß bei Seite, aber genau so fühlt es sich an, wenn wir uns endlich auf den Weg machen, der uns längst ruft. Und ich verspreche Dir, dass Du dabei nach Neuanfängen süchtig werden kannst, wenn Du erstmal geschmeckt hast, wie köstlich und appetitanregend neue Wege sind. Aber dazu braucht es den ersten Schritt, von dem ich Dir hier spannend in Dankbarkeit berichte.

Für Dich habe ich das Buch geschrieben, um Dir Mut zu machen, aber auch, um Dich zu warnen. Komm mit mir und entdecke die Freiheit für Dein neues, erfülltes Leben!

Meine Inspirationen werden zu Deinen Inspirationen. Meine neuen Wege verführen Dich zu Deinen neuen Wegen.

Ich bin Deine Mutmacherin und freue mich sehr auf Deine Begleitung! Im Wissen, dass Du Vertrauen findest, Deine eingeschlafene Kreativität wieder frisch erwacht und Du schlussendlich bereit bist für Deine ganz persönliche Veränderung! Schritt für Schritt, lass uns gehen!

Magisches Malente

Ein kleines Städtchen im hohen Norden mit magischer Anziehungskraft: Malente! Dieser wundervolle Ort in der traumhaften Natur im Herzen der Holsteinischen Schweiz gehört zum Kreis Ostholstein in Schleswig-Holstein.

„Nur" ein Besuch bei einer Familie, die eine besondere Schule gründen will. Sie haben, wie ich, das große Bedürfnis nach positiver Entwicklung des Bildungssystems. Deshalb planen sie diesen neuen LernbeREICH, der mich sehr interessiert!

Über meine Reise ins Blaue, über viele außergewöhnliche sowie eindeutige, wegweisende Botschaften des Universums auf diesem Weg schreibe ich hier lebendig, inspirierend und transformierend.

Dieses Buch erinnert Dich daran, dass Du WIRKlich ein göttliches Schöpferwesen bist! Dass Du täglich neu die Wahl Deiner Ziele wählen kannst! Es öffnet

Dein Herz für Neues, zeigt Dir einen kleinen Teil der vielfältigen Möglichkeiten des kostbaren Lebens und berührt Deine Seele! Dein Weg wird sich ändern, Du wirst in Deine volle Kraft kommen, Deine Talente werden Dir beim Lesen plötzlich wieder vor Deinem geistigen Auge erscheinen, aufleuchten. Du wirst endlich Deine vielen Ideen mit Freude und BeGEISTerung in die Realität umsetzen.

Der Ruf meiner Seele, von dem ich hier berichte, wird Dich an den Ruf Deiner Seele erinnern! Du wirst vor lauter Lebensenergie nicht mehr aufzuhalten sein, die Du beim Lesen dieses Buches verspürst, die Dich positiv ansteckt und die Dich somit auf das Abenteuer „Leben" außerhalb der Komfortzone frohlockt!

Ein besonderer Freilernort

Im Januar 2016 lernte ich über eine Online-Plattform für Unternehmer eine Familie kennen, die einen besonderen Freilernort gründen möchte. Sie wohnt im hohen Norden, ich im Süden, im wunderschönen München.

Wir schrieben hin und her, telefonierten immer öfter miteinander und waren überrascht, dass wir mehrere gleiche InteressensbeREICHe miteinander teilen. Wie schon erwähnt, bewegt uns vor allem das Thema Schule, wofür wir einige gute Ideen haben, die wir gerne in die Realität umsetzen möchten.

Für die Kinder ♥

Aufgrund meiner vielen eigenen Erfahrungen während meiner Schulzeit berührt mich dieses Thema schon lange. Zudem zeigten mir unschöne Begebenheiten aus der Schulzeit meiner drei Kinder, dass dort mittlerweile vieles sehr verbesserungswürdig ist, wobei natürlich die Wurzeln hierfür bereits im Studium sowie in den Ausbildungen zu suchen sind.

In unbeschreiblicher Liebe ♥ für die Kinder ♥ meiner Kinder ♥ und für alle anderen Kinder ♥ auf dieser wunderVOLLen Prachterde würde ich aus dem tiefsten Innern meines Herzens gerne meinen Beitrag für diese der Zeit angemessenen Veränderungen leisten!
Nur mit eigener Aktivität, das heißt, wenn wir mit Vorbildcharakter selbst Verantwortung übernehmen, erzeugen wir wirklich sichtbare Ergebnisse und somit positive Veränderungen!

Alles ändert sich nur durch unser eigenes Tun, mit **unserem** ersten und jedem weiteren Schritt!

Albert Einstein

Wie mein geliebter Albert Einstein schon längst mit seinen eigenen Worten in die Ewigkeit gemeißelt hat:

„Die reinste Form des Wahnsinns ist, alles beim Alten zu lassen und gleichzeitig zu hoffen, dass sich etwas ändert"

Zitat: Albert Einstein

Genau im richtigen Moment lernte ich dann diese Familie aus dem hohen Norden kennen, die einen Ort für achtsames, liebevolles Lernen gründen möchte. In jedem weiteren Telefongespräch berührte dieses Gründungsvorhaben mein Herz mehr und mehr. Deswegen zog es mich magisch nach Malente, in die Nähe von Grebin, wo diese Familie wohnt. All meine Hoffnung, dass ich mich vielleicht persönlich aktiv mit einbringen kann, damit ENDlich Lernen auf Augenhöhe selbstverständlich wird, rückte täglich näher.

Die Glückszahl 13

So studierte ich Mitte Juli 2016 meinen Kalender. Schnell fanden wir den perfekten Termin:

9. bis 13. September (9. Monat) 2016.

Das Datum erwähne ich deshalb, weil die Zahl 9 in der Numerologie unter anderem für Veränderung, Abschluss und somit für Transformation steht. Ich startete meine Reise am 9. Tag im 9. Monat. Die Quersumme von 2016 ergibt ebenfalls eine 9.

Sollte dreimal die Zahl 9 in meinem Startdatum heißen, dass sich etwas verändert, sich transformiert?

Als Numerologin ahnte ich, dass eine Veränderung folgen könnte.

Außerdem freute es mich sehr, dass der 13. Tag mein Rückreisedatum war, denn die 13 ist seit langer Zeit eine meiner Glückszahlen!

"Werde ich noch glücklicher retour fahren, als ich es eh schon bin!?", fragte ich mich.

Ist die 13 auch Deine Glückszahl?

„Freitag" plus der 13. trägt für mich doppeltes Glück in sich! ☺
Was ich „nur so nebenbei" erwähne! Und freue mich, dass sich damit „nur so nebenbei" dieser leider noch weit verbreitete negative Glaubenssatz, dass Freitag, der 13. ein Pechtag sei, hiermit in vielen Köpfen der Leser positiv auflöst! ☺

Es ist längst mein großer Wunsch, dass es sich weltweit rumspricht, dass auch Freitag, der 13. ein Glückstag ist! In allen Hotels soll die 13. Etage inklusive die Zimmernummer 13 wieder integriert werden. In allen Zügen weltweit (in Deutschland gibt es den Sitzplatz 13 meistens) hat der Sitzplatz 13 seine Daseinsberechtigung gleichermaßen wie auch in jedem Flugzeug die Sitzplatzreihe 13 ihre Daseinsberechtigung besitzt! Damit dies rascher geschieht, gab ich bereits am 13.04.2010 (am 13.!) online ein Interview über „Freitag, den 13.".

Deshalb wählte ich unter anderem in diesem Taschenbuch die Schriftgröße 13 sowie den Preis 13,13 €. Ein kleiner Anfang der Wertschätzung und Anerkennung dieser ebenso wichtigen Zahl mit hoffentlich großer Wirkung.

Wenn die Integration der 13 auch längst Dein Wunsch ist, vor allem in der Kombination mit dem Wochentag Freitag, dann freue ich mich sehr über Deine aktive Unterstützung, indem wir mit jedem darüber sprechen, sobald sich die Möglichkeit ergibt. Hervorragend geeignet dafür ist natürlich Freitag, der 13.! Lach! Keine Zahl, kein Wochentag gehört verstoßen! Alles braucht seinen Platz im System.

Reise ins Blaue

So reiste ich – mein Herz – schwanger mit dem Wunsch nach einem wahren, liebeVOLLen Bildungsfundament, einmal 900 Kilometer quer durch Deutschland, in den hohen Norden.

Früh am Morgen saß ich im Zug von München nach Kiel, wo mich später diese mir noch unbekannte Familie empfing. Ich freute mich sehr auf diese Reise ins Blaue und genoss mal wieder, dass ich keine Ahnung hatte, was mich dort die Tage erwartete! Alles war so spannend und abenteuerlich! Wie mein ganzes Leben mittlerweile spannend und abenteuerlich ist. Auch weiß ich auf all meinen Wegen immer um die vielen ungeahnten Geschenke des Universums. Somit ist für mich jeder Tag voller Überraschungen. Darüber freue ich mich täglich in Dankbarkeit, bald werde ich um die Höhepunkte wissen, die das magische Malente für mich in den Händen hält. Ich philosophierte: *„Über was werden wir sprechen? Sind wir uns hoffentlich alle sympathisch? Was werde ich dort sehen, entdecken und erleben?"* Ein großes „hohe-Norden-Programm" hatte ich mir bereits erstellt. So wollte ich ganz gewiss einige der vielen wunderschönen Seen erkunden. Circa 200 kleine, mittelgroße und größere Seen prägen das eiszeitlich geformte Landschaftsbild in der Holsteinischen Schweiz. Wie glitzernde Perlen reihen sie sich aneinander und bilden damit die Holsteiner Seenplatte.

Ein Fahrrad würde ich mir für die Erkundungen leihen. So war mein Plan. *„Wie stellt sich diese Familie das Kreieren der neuen Lernmöglichkeiten vor? Träumen sie auch wie ich von lebendigen Orten der Wissensquelle, wo Wertschätzung von allem, was ist, den höchsten Stellenwert hat?"* All diese Fragen begleiteten mich auf meiner Reise!

Längst wollte ich mal wieder einen Urlaub an der Nordsee verbringen, fand es recht amüsant, dass ich dem Ruf meiner Seele folgend intuitiv im Zug in Richtung Ostsee saß. *„Ist es dort wirklich so kalt, windig und regnerisch, wie viele sagen?",* fragte ich mich. Wegen dieses Vorurteils behielt ich die letzten Tage und Wochen vor meiner Reise ins Blaue täglich skeptisch das Wetter von München und Malente im Auge. Angenehm überrascht stellte ich fest, dass oft sehr ähnliche Wetterverhältnisse herrschten. Die Vorhersage versprach mir die treue Begleitung der wärmespendenden Sonne an allen Tagen, was mich sehr freute!

Rasch verging die entspannende Zugfahrt, schon erREICHte ich unseren Treffpunkt Kiel. Aus dem Zugfenster schauend sah ich gleich alle wartend am Bahnsteig stehen. Die Freude war allerseits groß.

Delphine

Unser erstes Ziel: der Hafen in Kiel. Wir schlenderten gemütlich am Ufer entlang, während die Sonne uns mit ihren warmen Strahlen zärtlich berührte. Einfach herrlich, dieser hell leuchtende Spätsommertag! Viele wunderschöne Segelboote glitten durch den lauen Sommerwind leicht schräg auf der Ostsee dahin. Meine Frage, *„ob es hier auch Delphine gibt?"* wurde mit *„ich glaube nicht"* leicht belächelt. Ich liebe **frei lebende** Delphine sehr, bin schon oft im offenen Meer mit ihnen in Ägypten geschwommen und musste plötzlich an sie denken!

Ein gemütliches Restaurant mit Dachterrasse direkt am Kai lud uns verlockend zum Verweilen ein. Wir alle löschten unseren großen Durst an diesem wunderschönen sommerlichen Nachmittag!

Wenn Engel reisen, scheint die Sonne!

Die Familie wollte mir später noch eine Überraschung in Grebin zeigen, weshalb wir uns nach einer Weile wieder auf den Weg zum Auto machten.

Majestät, die Mühle

Auf der Fahrt entdeckte ich rechts eine riesige, alte, wunderschöne Mühle. Mein überwältigtes *„Boah, ist die schön!"* ließ uns spontan anhalten. Wir fanden ein märchenhaftes Gebiet vor, ich spürte, dass da Engel, Feen und Elfen wohnen. Wir liefen bewundernd um die sinnliche Mühle herum, die ein sehr gepflegtes Reetkleid trägt und in ihrer herzerwärmenden Schönheit prachtvoll auf dem Hügel thront. Ihr Heimatland ist eine große, vor allem beseelte Wiese. Von hier aus schauten wir auf einen im Tal ruhenden See, der den gesamten Eindruck bilderbuchmäßig ergänzt.

Was für ein göttlicher Kraftort! Ich fühlte mich vom Glück geküsst und war erfüllt von großer Freude wie ein kleines Kind vor einem Berg Geschenke! Nachdem wir uns draußen sattgesehen hatten, besuchten wir neugierig das vielversprechende Innenleben dieser ehrwürdigen Majestät. Die Wirtin begrüßte uns mit ihrer köstlichen, frischen, hausgemachten Tortenvielfalt, sie selbst wirkte wahrlich wie eine liebliche Fee. Es berührte mich der Gedanke, dass sie das Herz dieser bezaubernden Mühle ist. Ihr Mühlencafé hat sie mit viel Liebe kreiert und schwingt in der ganz besonderen eigenen Note dieses Elfenwesens. Wir fanden einen nostalgischen Hingucker nach dem anderen, den das mystische Fabelwesen talentiert und warmherzig platziert hat, und staunten.

Dieses herzallerliebste Feenwesen verleiht der majestätischen Mühle tatsächlich einen ganz charmanten und magisch anziehenden Charakter! Alles ganz nach meinem Geschmack! Wir waren sehr beeindruckt, fühlten uns unbeschreiblich wohl hier und behaglich! Ein erfreulich gutes Gefühl, denn wir sahen, dass diese liebliche Mühlenwirtin ihr Hobby wirklich lebt und sie somit ihrer Berufung folgt!

Eine Treppe lockte mich in die nächste Etage. So schaute ich vom ersten Stock durch das offene Fenster direkt auf das duftende Gartencafé mit Wohlfühlaroma. Viele türkisfarbene Sitzkissen zierten die unterschiedlichsten Sitzmöglichkeiten, eine Einladung für wahre Genießer!

Hier verweilte ich, genoss ich, atmete tief ein und meine Seele bekam Flügel! Flügel des Glücks und des Einsseins mit allem, was ist! Die Sonne warf ihre Strahlen wie viele regenbogenfarbige, goldschimmernd glitzernde, lange, hauchdünne Leuchtstäbe fächerförmig vom Himmel, während der blaue Horizont den romantischen Hintergrund dafür bot.

Ich fühlte mich wie in einem warmen, funkelnden Lichtermeer und war wieder einmal erfüllt und fasziniert von der ganzen himmlischen Schöpferpracht hier auf Erden und umarmte gedanklich den ganzen Planeten!

Berauscht vor Glück

Völlig berauscht vor Glück machten wir uns alle wieder auf den Weg in Richtung Auto, somit zur geplanten Überraschung. Nur eine kurze Strecke, schon kamen wir am letzten Ziel für diesen ersten Tag an. Wir spazierten über eine große weite Lichtung. Die Sonne war gerade am Untergehen und beleuchtete dabei rötlich den riesigen Wald, der vor uns lag. Linkerhand standen zudem mächtige Bäume, die in Sichtweite endeten. Dort bogen wir ab.

Wie im feinsten Märchen ruhte da ein kleiner See, während am anderen Ufer auf einem prächtigen Anwesen eine zauberhafte Villa auf unsere Bewunderung wartete.

Gespannt schauten mich alle an, mit fragendem Blick, ob mir das wohl gefallen würde, und der Vater sagte: *„Das ist vielleicht unser Herzenswunscherfüllungsort für achtsames, liebevolles Lernen!"*

Gänsehaut! Diese Idee gefiel mir wirklich gut, mein Interesse für Konkretes über diesen besonderen Lernort wuchs enorm. Noch einmal schaute ich tagträumend zurück, sah in meiner kühnsten Fantasie, wie Kinder dort Spaß am natürlichen und liebevollen Lernen in Würde, Achtsamkeit und Wertschätzung miteinander haben.

Die Zeit verging wie im Flug. Wie es eben ist, wenn etwas außergewöhnlich schön ist. Auf dem Weg nach Malente –

wo sich mein Hotel befand – knurrten unsere Mägen. Wir parkten vor einer Oase, die sich „Bootshaus am Dieksee" nennt. Ein uriges Restaurant direkt an der Promenade mit einer großen einladenden Terrasse. Die noch angenehme Temperatur überzeugte uns, draußen Platz zu nehmen.

Während die Sonne jetzt ganz unterging, sich dabei erhaben im glitzernden See spiegelnd freundlich von uns verabschiedete, schlemmten wir dankbar die köstlichen Gaumenfreuden, die uns der sympathische und sehr freundliche Kellner servierte.

Nach ausgiebigen, interessanten Gesprächen meldete sich bei uns allmählich die Müdigkeit, so brachte die Familie mich in mein Hotel. Erfüllt von den überreichen und wunderschönen Erlebnissen des ersten Tages schlief ich recht bald überglücklich ein.

Zweiter Tag, ich war mit dem Vater erst auf nachmittags verabredet. Dann sollte ich Klarheit erhalten, wie genau er sich das mit dem Ort für achtsames, liebevolles Lernen vorstellt.

Wer ist er überhaupt? Wie ist der aktuelle Stand mit diesem Freilernort? Wird dieser Traum schon wirklich nach den Sommerferien 2017 Realität sein? Wann hatte der Vater diese Eingebung für den sehr mutigen Schritt?

All meine vielen Fragen sollten mit meinem Aufenthalt hier im wunderschönen hohen Norden beantwortet werden.

Endlich stand ich auf und merkte, dass ich Kopfweh hatte. Was ich lediglich zur Kenntnis nahm, denn ich wusste, dass dies nur die Folge meines mit Gedanken überfüllten Kopfes war.

Die Seele spricht

„Geh Du vor"
sagte die Seele
zum Körper,
„auf mich hört er nicht.
Vielleicht hört er auf Dich."
„Ich werde krank werden,
dann wird er Zeit für Dich haben",
sagte der Körper
zur Seele

Zitat: Ulrich Schaffer

Jedes körperliche Symptom ist demnach nur die Sprache Deines Körpers!
Und es soll sogar Übersetzer für diejenigen geben, die diese Sprache noch nicht selbst verstehen! ☺

Längst habe ich gelernt, auf die Sprache meines Körpers zu hören, und weiß, dass ihm mein für heute geplanter Entdeckungsausflug guttun wird.

Vom Schamanen chauffiert

Nach dem ausgiebigen Frühstück auf der sonnigen Dachterrasse war mir nach Fahrradfahren. Ich wusste durch meine gute Vorbereitung bereits, dass es in Malente ein Geschäft gibt, das Fahrräder verleiht. Gute Organisation ist (fast) alles!

Ich liebe das Fahrradfahren, besonders im Neuland! Eigentlich wollte ich ja ein Hotel direkt in Malente buchen, da ich mich lediglich an den Postleitzahlen orientiert hatte, bin ich leider in Neuenkirchen gelandet, was doch fünf Kilometer von Malente entfernt liegt.

Deshalb bestellte ich mir ein Taxi, packte guter Dinge meinen Rucksack und freute mich sehr auf die Fahrradtour inklusive der Überraschungen, die dieser Tag mit sich bringen würde. Mein Leben ist meist spannend, abenteuerlich und abwechslungsREICH!

Dieser Taxifahrer hatte ganz „spontan" alleine Dienst. Seine Kollegen waren einer nach dem anderen ausgefallen. Somit war mir sofort klar, dass eben genau er mein Taxifahrer sein musste, und ich lauschte den Worten der Erkenntnis.

Er erzählte mir einen Schwank aus seinem Leben, unter anderem, dass er auch Musikpädagoge sei. Am Ziel angekommen, drückte er mir seine Visitenkarte in die Hand. Aufgrund der Trommel und seines Gewands erkannte ich sofort, den Schamanen in ihm. *„Wo bin ich denn bitte hier gelandet?"*, fragte ich mich in Gedanken. Gestern diese feenhafte Elfe, die die majestätische Mühle bewirtet gleichermaßen beherzt, und heute chauffierte mich ein Schamane! Das alles fühlte sich unbeschreiblich gut an!

Im Fahrradgeschäft brauchte ich genau fünf Minuten. Der Händler verstand wahrlich sein Werk, gab mir ein sehr hübsches 7-Gang-Rad, das schon wie bestellt auf mich wartete. Sogar der Sattel hatte die perfekte Höhe für meine Körpergröße. Dieses lieh ich für drei Tage, bekam noch ein Schloss mit, und wie selbstverständlich zierte ein praktischer Korb den Gepäckträger. Somit hatte auch mein Rücken Urlaub, denn der Rucksack kam jetzt natürlich in den Korb.

Das bestätigte wieder meine Einstellung, beziehungsweise die Gewissheit, dass wir alle Königskinder 👑 sind! ☺

Noch vom genüsslichen Abendessen am Tag zuvor erkannte ich mir bereits vertrautes Terrain. Ich fühlte mich fast wie eine Einheimische, wusste genau, dass geradeaus das Bootshaus am Dieksee liegt, das mich magisch anzog. Meinem Kopf ging es ebenfalls wieder prächtig! Wahrscheinlich wegen der Freude auf den vielversprechenden Tag.
Wenn es mir nicht gut geht, hilft mir nur noch Mutter Natur.

Am rechten Ort

Beflügelt saß ich mit einem glücklichen Lächeln im Gesicht auf dem Rad und war so erleichtert, dass ich diese kostbare Zeit bestens nutzte. Hätte mich ja auch wegen des Kopfwehs einfach nur wieder bequem in mein geliebtes Bett kuscheln können.

Gerade als ich am Bootshaus an kam, öffnete dies, maßgeschneidert für mich, ohne dass ich nach Öffnungszeiten vorab geschaut hatte. Ahnte ja nicht wirklich, dass ich dort so schnell wieder lande! Ganz nach meinem Glauben, dass wir alle immer im richtigen Moment am rechten Ort sind! Einfach fantastisch! Wieder fühlte sich alles mehr als gut an! Ich sank in das gepolsterte Terrassensofa, direkt auf dem Steg, bestellte mir einen Latte Macchiato und genoss das himmlische Dasein hier im hohen Norden! Jeah!

Das Leben könnte von mir aus nur noch aus Urlaub bestehen! ☺ Diesen Wunsch trage ich allerdings schon sehr sehr lange in meinem Herzen! ☺

Ich sog dieses göttliche Panorama und das Leben in seiner vollkommensten Version mit meinen Augen auf, wie ein vertrockneter Schwamm, und ließ einen befreienden Glücksseufzer von mir. Hier ein Schwan, dort ein Boot, das das Antlitz des glitzernden Sees hervorragend untermalte. Wieder spielte die Sonne funkelnd auf der Wasseroberfläche und zauberte damit Tausende brillante Diamanten auf den See. Da saß ich, erneut überglücklich!

Der naturbelassene Radrundweg verlief durch einen auffallend gepflegten Wald mit prächtigen uralten Bäumen, die angenehmen Halbschatten spendeten. Das oft sichtbare, mächtige, beeindruckende Wurzelwerk erinnerte mich an meine eigenen Wurzeln. An meine Eltern und Großeltern, die mir die Liebe zum Wald sowie zur Mutter Natur mit in die Wiege gelegt haben.

Ein angenehm stolzes Gefühl hervorgerufen durch die schöne Erinnerung an einen geborgenen Teil meiner Kindheit!

Sei dankbar dem Weg

Alle Menschen, die mir auf meiner Radtour begegneten – sei es zu Fuß oder auf dem Fahrrad – grüßten mich freundlich lächelnd mit einem *„Moin!"* oder auch zwei *„Moin! Moin"* hintereinander. ☺ Irgendwie fühlte ich mich, als sei ich nach einer langen Reise endlich wieder in meiner Heimat angekommen. Das beflügelte mich noch mehr, ich hatte große Freude auf meinem Weg. Hätte vor lauter Glückseligkeit am liebsten den ganzen Globus umarmt!

Immer wieder atmete ich bewusst tief ein und genoss diese reine und klare Luft des lieblichen Kurorts Bad Malente. Rechterhand entdeckte ich plötzlich einen „Wegweiser" – ich hätte auch Schild ☺ schreiben können, – mit der Aufschrift „Aussichtspunkt", den ich erst ignorierte. So voller Elan war mir wirklich nicht nach anhalten, deshalb fuhr ich unaufhaltsam weiter.

Allerdings zog mich die Idee magisch an, dass dort ein besonderes Geschenk auf mich wartete. Also legte ich eine Vollbremsung hin und drehte doch wieder um. Meine Seele überzeugte mal wieder meinen Verstand, was ich vor Freude kopfschüttelnd, grinsend anerkannte!

Ich stellte das Fahrrad ab und staunte über den großen, prächtigen Hinkelstein direkt vor mir.

Auf ihm fand ich die treffende Weisheit eingraviert:

*„Sei dankbar
dem Weg,
er bringt dich
ans Ziel!"*

Zitat: Dörte und Kay

Intuition

Wow! Meine Intuition hatte mal wieder Recht, denn diese wegweisenden Worte waren ein absolutes Geschenk für mich in dieser Lebensphase, in der ich mich damals befand.

Irgendwie lief in München alles nicht mehr so rund, wie es einst begonnen hatte. Der Job als Sachbearbeiterin erfüllte mich nicht mehr wirklich.

In Bayern – aber vielleicht auch in jedem anderen Bundesland – gibt es die Möglichkeit für Angestellte im Öffentlichen Dienst, dass man sich auf eine Wohnung für Bedienstete bewirbt. Diese sind bezahlbarer als andere Mietpreise im sehr beliebten und gefragten München. Dort stand ich seit fast zwei Jahren erfolglos auf einer Warteliste. Die Miete für meine 2 ½-Zimmer-Wohnung betrug 900 € warm. Zehn Jahre lebte ich sehr glücklich in dem wunderschönen München. Dreimal bin ich in dieser Zeit umgezogen. Immer wieder liebe ich das Neue, das Abenteuer, die Abwechslung, das Lebendigsein! Auch liebe ich München noch immer, aber irgendwie war mir wiederholt nach einem Neuanfang, außerdem sprachen alle Umstände – beispielsweise wegen der Nichterfüllung einer günstigeren Mietwohnung – dafür.

Wahrscheinlich waren all diese Nichterfüllungen zeitgleich im Unterbewusstsein die Motivation für meine Reise ins Blaue.

„Der Weg ist also das Ziel!",

erINNerte ich mich. Kam ich meinem nächsten Ziel des Neuanfangs mit meinem Besuch hier im hohen Norden eventuell ein Stück näher?

Ekstase pur!

Ein schmaler naturbelassener Pfad lockte mich bergauf, wo ich am Aussichtspunkt ankam. Ich genoss den Blick über einen riesigen Acker, der von einem mächtigen, im grünen Lebenssaft stehenden Wald beschützend eingerahmt war. Eine Blockhütte bot mir Sitzbänke an, ich blieb allerdings lieber stehen, und spürte den lauen Sommerwind, der wild mit meinem farbenfrohen Kleid spielte, streckte meine Arme weit aus, als hebe ich gleich ab, und strahlte vor Freude. Die Streicheleinheiten der warmen Sonne berührten meinen Körper und belebten meine Seele. Im Einssein mit der göttlichen Schöpfung folgten intensive Glücksgefühle.

Ich spürte eine gigantische Freiheit, schloss meine Augen und schwelgte genießend vereint mit Mutter Erde dahin. Ekstase pur! Einfach himmlisch!

Gesättigt mit der Liebe des Universums machte ich mich berauscht auf den nächsten Teil des Rundweges. Immer wieder spürte ich Rehe, zu denen ich seit meiner Kindheit, Dank meiner Großeltern, eine besondere Vorliebe habe. Hielt mehrmals Ausschau nach dem Wild, fühlte in großer Verbundenheit die Nähe, als stünden doch gleich welche vor mir. Wieder wurde ich an meine Wurzeln erinnert!

Gerade noch immer total beflügelt in Malente angekommen, erreichte mich der Vater der Familie auf meinem Smartphone. Wir klärten einige meiner vielen Fragen. Erleichtert hörte ich, dass sie sich den Ort für achtsames, liebevolles Lernen variabel und flexibel an fünf Wochentagen vorstellen. Wow! Auf dieser Basis war ein Mitwirken schon mal verlockend für mich. Es hätte sein können, dass sie ihr Wirken wie manch andere freien Schulen inklusive der Wochenenden planen.

Ich überlegte, wie es wäre, wenn ich erst mal weiterhin zwei Tage in München arbeiten würde, drei Tage in Malente und Umgebung – vielleicht in der Villa am See – und das Wochenende abwechselnd in München oder in Malente verbringen würde. Wie bereits erwähnt, pflege ich eine sehr intensive Beziehung zu meinen mittlerweile erwachsenen Kindern, zu meiner Schwester, auch meine Freundinnen möchte ich nicht aufgeben.

Bildungstag

Die nächste mir noch fehlende, wichtige Information drehte sich um den Inhalt eines Bildungstages. Der Vater der Familie beschrieb mir diesen so traumhaft schön, dass ich gedanklich schon die glücklichen Schülerinnen und Schüler in diesen freien Lernort walten sah!

Details darf ich hier natürlich nicht preisgeben, da dies das ausgefeilte, im Detail liebeVOLL gestaltete Konzept dieser Familie ist. Dass die Basisordnung für alles Wohlsein als Orientierung selbstverständlich immer im Vordergrund steht, darf ich hier allerdings erwähnen.

Er erzählte mir auch von den ethischen Werten wie Wahrheit, Ehrlichkeit, Frieden, vom liebevollen Miteinander, dass jeder Tag mit einer Lobrunde beginnen würde, und vieles andere mehr. Wie bereits gesagt: einfach traumhaft, wunderVOLL und liebeVOLL umhüllt von Geborgenheit.

Die Kinder würden neugierig entdecken, erforschen. Wissen, das wirklich auf das Leben vorbereitet – auf ein selbstbestimmtes und selbstverantwortliches Leben in Beachtung ihrer Fähigkeiten, Stärken und Vorlieben – wird weitergegeben werden. Dadurch ergibt sich automatisch, dass diese Kinder mit Leichtigkeit in Freude lernen. So stellt diese Familie sich das neue Lernen vor.

All diese herzenswarmen Ideen für diesen neuen Lernort, der allen Kindern und allen Mitwirkenden Sicherheit schenken wird, bot mir vielleicht die Möglichkeit, dass ich mit ganzem Herzen von Anfang an kreativ und bereichernd dabei sein kann. Ein wundervolles Gefühl, das sich mit jedem Tag hier im hohen Norden verstärkte.

Morphogenetischer Tag

Nach Stunden am Telefon gelüstete es mich nach einem leckeren Eisbecher, und ich besuchte das nahe gelegene Eiscafé. Sanft küsste ich meinen Amarena-Eisbecher, da dieser ein Sahnehäubchen trug. In Freude küsse ich sonst immer Schokoladeneis oder Pudding mit voller BeGEISTerung als Wertschätzung. Das Leben ist sooo schön mit all diesen genüsslichen Gaumenfreuden! Eisschlemmend kam mir plötzlich die Idee, dass der Taxifahrer vielleicht sogar der Musikpädagoge in spe sein könnte.

Welch überdimensionale Fügungen! *„Malente! Malente! Geht das jetzt so fließend weiter!?!",* fragte ich mich in Gedanken voll fasziniert.

Überglücklich fuhr ich mit dem Rad in Richtung Hotel. Jetzt wurde mir auch klar, dass ich dieses genau dort buchen musste, damit ich überhaupt genau speziell „diesen" Taxifahrer kennenlernen konnte! Hammer! Was war das wieder für ein morphogenetischer Tag! Gefüllt mit wegweisenden, beREICHernden Begebenheiten und Erkenntnissen! Einfach Gigantisch! So leicht und erfolgREICH kann es laufen, wenn man aufmerksam mit offenen Augen seiner Intuition und seinem guten Gefühl folgt! Wenn man tut, was der Seele Freude bereitet, dann schiebt sich das Ziel unter Deine Füße!

Am Hotel angekommen, führte mich der leckere, würzige Duft der Küche zielstrebig ins Restaurant auf die Terrasse. Wieder – oder noch immer – strahlte ich vor Freude über meine bisherige Zeit hier im hohen Norden, wie ein Stern am faszinierenden Himmelszelt. Mein Herz hüpfte, als ich meine gewählte Speise sich mir nähern sah! In dieser Glückseligkeit glich das Essen einer Delikatesse und schmeckte exzellent! Vom Glück beseelt, saß ich dort, bis mir die Augen fast zu fielen. Dann erst ergab ich mich, ging in mein Zimmer und schlief und träumte, wie eben ein Engel auf Erden schläft und träumt! ☺

Vorfreudiges Fantasieren

Es war nun schon Sonntag, der Vater der Familie besuchte mich direkt nach dem Frühstück im Hotel, um mir weiter von seinen Plänen zu berichten. Beim vorfreudigen Fantasieren verging die Zeit wie im Flug.

Einige wichtige Fragen blieben für Montagabend übrig, da wir vereinbart hatten, dass der Sonntagnachmittag uns mit der ganzen Familie miteinander gehört, wie es eben sonntags üblich ist! ☺ So fuhr er in sein nahegelegenes Zuhause, genoss eine kleine Pause und kam kurz danach mit allen im Auto angefahren, um mich abzuholen. Damit wir keine Zeit verloren, stieg ich direkt zu.

Die einspurige Straße führte uns von alten, mächtigen, märchenhaften Bäumen umsäumt nach Hohwacht, das an der riesigen Ostsee liegt. *„Standen diese märchenhaften Prachtexemplare vielleicht für uns Spalier!?"*, dachte ich, mich innerlich amüsierend. ☺

Neben den Straßen weit und breit nur Felder, die der friedlich ruhenden Landschaft ihr unberührtes Flair untermalten. Mir wurde erklärt, dass mitten in jedem Feld ein uralter energiespendender großer Baum steht. Das beeindruckte mich sehr, und ich erkannte die tiefe Bedeutung für die Felder und deren Früchte, die wahrscheinlich gerade deshalb so gesund und prächtig wachsen! Fast real sah ich Hunderte von Wurzeln, wie sie meisterhaft die ganzen Felder beREICHern, informieren und beleben! Wieder fühlte ich diese starken Kraftorte des hohen Nordens!

In Hohwacht angekommen, spazierten wir barfuß am „Meer" entlang. Für mich ist es das Meer, denn die mächtige Größe erweckt diesen Eindruck immer wieder neu in mir. Wobei mir selbstverständlich klar ist, wo der Unterschied zum Meer liegt!

Der feine hellbeige Sandstrand massierte angenehm unsere Füße! Soweit das Auge reichte, war der Strand mit vielen farbenfrohen, bunten Strandkörben verziert. Wir atmeten tief ein und genossen diese reine Luft sowie die faszinierende Prachterde. Sehr sehr schön ist es in der Holsteinischen Schweiz!

Leuchttürme stehen beschützend wie Felsen in der Brandung und schenken große Sicherheit. Der hohe Norden hat einen ganz besonderen Charme!

Toms Hütte

An diesem Sonntag war es etwas frischer als die Tage davor, jedoch noch immer angenehm. Toms Hütte bot uns Rast mit bequemen Sitzgelegenheiten, weitem Ostseeblick und dem ganzen sommerlichen Ambiente. Wieder verging die Zeit durch unsere angeregten, interessanten Gespräche wie im Flug. Gott sei Dank waren wir uns wirklich von Anfang an sehr sympathisch!

Erneut kam ich auf diesen Ort für achtsames, liebevolles Lernen zu sprechen, denn ich wollte natürlich auch wissen, wie die Mutter der Familie sich denn ihr zeitliches Engagement dabei vorstellt. Ihre Antwort erleichterte mich enorm, denn sie dachte dabei an zwei Tage in der Woche. Ich hatte nämlich überlegt, dass ich mich höchstens an drei Tagen einbringen mochte, was für alle völlig in Ordnung war.

Somit wählte ich für mich, dass ich ganz gewiss von Anfang an dabei sein werde! Weiter als Sachbearbeiterin in München montags und dienstags, mittags fix in den Zug, um Mittwoch bis Freitag dann diesen Ort für achtsames, liebevolles Lernen zu unterstützen. Da dort am frühen Nachmittag FEIERabend sein wird, würde mir der Zug retour nach München reichen.

Folglich könnte ich das Wochenende mit meinen geliebten erwachsenen Kindern ♥, meiner geliebten Schwester ♥ und mit meinen geliebten Freundinnen ♥ verbringen.

So hatte ich es der lieben Familie erklärt, so konnte ich mir mein Mitwirken vorerst vorstellen.

Wir ermutigten uns mit dem Zitat:

„Was immer du tun kannst oder erträumst zu können, beginne es. Kühnheit besitzt Genie, Macht und magische Kraft. Beginne es jetzt."

Zitat: Johann Wolfgang von Goethe

dass es Zeit ist für diesen Neuanfang!

So ist es, Kühnheit besitzt Genie, Macht und magische Kraft!!! Jeah! Wie jeder Neuanfang Zauber in sich trägt und beflügelt! Ja! Neuanfänge beflügeln und halten sogar jung! ☺

Der Sohn der lieben Familie kuschelte sich Wärme suchend zwischen seine Eltern. Die Sonne stand schon tief am Horizont, somit war es an der Zeit, auch diesen gelungenen Tag abzuschließen.

Der festen Umarmung am Hotel folgte der direkte Weg in mein Zimmer, wo mich mein Bett schon sehnsüchtig erwartete. ☺ Überglücklich ließ ich den Tag Revue passieren.

Waldputzaktionen

Ich schlief länger als geplant, fühlte mich trotzdem sehr gut dabei. Der gesamte Montag stand mir zur freien Verfügung, nur ich mit mir. ☺ Das braucht meine Seele immer wieder zwischendurch.

Nach dem stärkenden Frühstück schwang ich mich voller Elan auf das Fahrrad. Eigentlich zog mich wieder Malente in seinen Bann, in meiner berauschten Glückseligkeit verpasste ich allerdings die Abbiegung nach rechts und landete somit intuitiv am Kellersee. Umdrehen kam mir nicht in den Sinn. Dafür fehlte mir jegliche Emotion! *„Wird sicherlich für was gut sein!"*, dachte ich mir.

Bei dieser Tour fand ich viel Potenzial für Waldputzaktionen und sah mich schon gedanklich mit den Kindern des neuen Lernorts losziehen. Mit Greifzangen und Behältern gerüstet werden wir unsere geliebte Mutter Erde partiell erneut in den göttlichen Ursprung transformieren!

Das, könnte gewiss mein Wirken sein, auf das ich mich schon riesig freute! Dabei erinnern sich alle Mitwirkenden wieder an die Wichtigkeit der liebevollen und achtsamen Pflege des kostbaren Planeten, wie es sein göttliches Geburtsrecht ist, wie er es verdient!

Jetzt war mir natürlich auch klar, wieso ich intuitiv hier im Wald am Kellersee gelandet bin! Gut, dass ich der perfekten Führung von „oben" mal wieder folgte! Erneut sah ich mich in dieser genialen BERUFung, wieder spürte ich, dass meine Aktivität dabei wichtig ist und mich erfüllen wird! Irgendwie fühlte ich mich wie in einem Traum! Waren diese Tage in Ostseenähe fassbare Realität für mich? Kann das Leben so viele deutliche Zeichen hintereinander geben!?

Den Kellersee umrundet erreichte ich den niedlichen Hafen in Malente, wo gerade die Fünf-Seen-Rundfahrt – die ich in meinem hohen-Norden-Programm noch eingeplant hatte – schon gleich die Leinen losmachte. Ich freute mich, dass das nahende Schiff direkt wieder mit mir startete und somit zeigte, dass ich wieder einmal genau im richtigen Moment am rechten Ort war!

Bei dieser schönen Schifffahrt hatte ich die beste Aussicht auf die erhabene Schönheit der fünf Seen. Die Sonne zauberte erneut mit ihren golden leuchtenden Strahlen Tausende kleine, silbern glitzernde Diamanten auf den See. Ich genoss das wilde Funkeln und driftete immer wieder in Gedanken auf das adelige Anwesen mit der Villa am See ab. Dieses vorbildliche Wirken dort für positive Veränderungen zieht bestimmt bald weite Kreise, sodass es künftig nur noch solche friedvolle und sinnvolle Lernorte geben wird! So wie ich es mir seit Jahren intensiv wünschte! *„Mein Gott! Ist das alles sooo wunderschön!!!",* ... dachte ich für mich und freute mich über die so deutliche Führung nach Malente!

Den Vater der Familie traf ich erst am Spätnachmittag. Wir spazierten in Richtung Dieksee, machten es uns auf einer Waldbank gemütlich, während ich angenehm aufgeregt von allen Erlebnissen des heutigen Tages schwärmte! Ich sprudelte vor Freude von meiner Idee mit den Waldputzaktionen, schilderte ihm mit funkelnden Augen im Detail meine Pläne, ein hocherfreutes Lächeln darüber blitzte über sein Gesicht. Ich erzählte ihm, dass mir solche wundervolle Aktionen aus meiner Schulzeit bekannt sind, an die ich mich immer wieder gerne erinnere. Ja! Natürlich gab es auch viele schöne Erinnerungen an meine Schulzeiten! ☺

Auch erklärte ich ihm meine Idee, wie ich mir die Korrektur von Schreibübungen zukünftig vorstelle; denn es stört mich schon lange, dass in den Schulen seit zu vielen Generationen noch immer mit dem Rotstift gerügt wird. Leider bis heute noch, was ein deutliches Zeichen dafür ist, dass wir uns hier dringend der modernen Zeit anpassen dürfen. Genauer gesagt, dem Zeitalter der Potentialentfaltung. Mein Traum ist es, dass wir in einem „Diktat" – erinnert mich irgendwie immer wieder an einen Diktator – alle „richtigen" (es gibt kein falsch – es gibt lediglich gemachte Erfahrungen!!!) Worte grün unterstreichen und erwähnen, dass von 100 Worten beispielsweise 98 „richtig" geschrieben sind!

Der Rotstift darf sich dann bei den Pädagogen zu Hause austoben! ☺

Diese zwei Worte, die nicht „vorbildlich", das bedeutet nicht „richtig", dargestellt wurden, könnten einfach mit dem korrekt hingeschriebenen Wort am Rand ergänzt werden! So lernen die Kinder das Schreiben auf ermutigende Weise!!! Damit hätten Kinder mit Sicherheit sogar wieder Spaß am Wort und beim Schreiben. Mit Sicherheit!!! Das wäre doch schon mal ein guter Anfang! Eine gewiss längst angebrachte Wende!

Ganz nebenbei würde damit zusätzlich die Aufmerksamkeit **im gesamten täglichen Leben** von „Rot" (verbesserungswürdig) auf „Grün" (korrekt) wechseln. Das heißt, wir richten demnächst unsere Aufmerksamkeit **immer** nur noch auf das Positive! Bei allem, was ist! Vielleicht sogar schon im Kindergarten!? ☺

Davon träume ich und viele meiner Träume wurden schon real! ☺

Auch der Vater war beeindruckt von dieser Idee und bestätigte, dass dieses Thema auch eines seiner Anliegen sei.

Göttlich geführt

Von Freude erfüllt war mir nach Bewegung. Göttlich geführt landeten wir schon wieder am Bootshaus, wo gerade die Sonne über dem Dieksee ein Farbenspiel vom Feinsten PRÄSENTierte. Es wirkte, als würde die Sonne, der Himmel und der See miteinander wetteifern. Eine riesige, rosa-orangefarben leuchtende Kugel faszinierte uns ebenso, wie alle anderen Spaziergänger, die staunend stehen blieben, um das grandiose Spektakel zu genießen. Die Sonne schien gänzlich im See verschmolzen! Das Schweigen in Bewunderung der faszinierten Zuschauer erinnerte an einen endlosen Applaus! Was für ein fantastisches Geschenk.

Wieder war ein Tag vollbracht! Viel Klarheit in allen Bereichen hatten mir die letzten Tage hier bereits beschert. So verabschiedeten wir uns in Dankbarkeit, wünschten uns eine gute und erholsame Nacht.

Beflügelt

Beflügelt vom gesamten Aufenthalt in Malente und in der Umgebung sowie vom liebevollen Miteinander mit der lieben Familie stand ich überglücklich auf. Ich fühlte mich frisch und wie neu geboren! Frühstückte ein letztes Mal auf der Dachterrasse, wo ich mir noch einmal Gedanken machte über die Weiterentwicklung eines neuen, lebendigen, respektvollen Bildungssystems auf Augenhöhe, was für mich hohe Priorität hat!

Ich träumte und träume weiter von Schulen, die lebendige Orte der Begeisterung mit gewünschtem Engagement sind. Von einem Miteinander wo Verständnis, Mitgefühl, Toleranz und Würde eine Selbstverständlichkeit der Ethik leben. Wo Potenzialentfaltung inklusive das Stärken der göttlichen Kindertalente das A und O sind! Selbstbestimmung motiviert dann die Lernlust. Querdenken in Kombination mit Wertschätzung sollte sowieso in jeder Bildungsstätte gefragt sein, oder eben vorbildlich gelernt werden!

Neue Wahlheimat

Der 13. September, mein Abreisetag: Für mich, wie geahnt, ist und bleibt der 13. wirklich mein Glückstag!

Wieder fand eine große Wende meines Lebens statt. Jetzt war mir klar: Hier bin ich angekommen, hier ist meine neue Wahlheimat!

Obwohl ich weiß, dass im gewohnten Gefilde Bleiben für mich, meine Familie und meine Freundinnen einfacher gewesen wäre! Obwohl ich weiß, dass in München bleiben finanziell viel günstiger gewesen wäre; denn Kosten wie Umzug, viele Fahrten nach München und Konstanz zu meiner geliebten Familie, ... blieben mir erspart.

Obwohl ich weiß, dass meine Kinder, meine Schwester und meine Freundinnen mir gewiss fehlen werden! Genauso gewiss weiß ich, dass ich den neuen Weg für mich gehen muss, damit meine Seele glücklich ist. Damit ich mich weiter entWICKELn kann.

Selbst Delphine verlassen ihre Schule (ihren Schwarm) für ihre eigene WeiterentWICKLung. Diese Situation des Neuanfangs erinnert mich an die Zeilen eines meiner Lieblingsbücher von Sergio Bambaren an das, was mir seine Worte tief ins Herz geschrieben haben:

„Es kommt eine Zeit im Leben, da bleibt einem nichts anderes übrig, als seinen eigenen Weg zu gehen.
Eine Zeit, in der man die eigenen Träume verwirklichen muss.
Eine Zeit, in der man endlich für die eigenen Überzeugungen eintreten muss."

Diese weisen Worten – identisch mit meinen derzeitigen Gefühlen – teilte die Stimme des Meeres dem Delphin Daniel Alexander mit, als er zweifelte.

Wenn auch der Neuanfang viel mühsamer ist, als in der bequemen Komfortzone zu bleiben, so habe ich längst erkannt, dass wir Dinge mehr bereuen, wenn wir sie **nicht** tun. Deshalb muss ich den Neuanfang wählen und weiß wieder, dass er viele Überraschungsgeschenke mit sich bringen wird.

Vielleicht habe ich jetzt die Chance, für meine Enkelkinder ♥ in spe und für viele andere Kinder einen neuen beschützenden Ort mitzugründen. Ein Ort, an dem wir alle miteinander große Freude am natürlichen und liebevollen Lernen praktizieren werden!?! Das scheint meine neue BERUFung zu sein! Ist das genial!

„In 20 Jahren wirst Du die Dinge,
die Du nicht getan hast,
mehr bereuen, als Deine Taten!
Also, mach die Leinen los,
verlasse den sicheren Hafen.
Fang die Passatwinde ein.
Erforsche, träume, entdecke!"

Zitat: Mark Twain

Auf Wiedersehen!

Abreisetag! Die liebe Familie aus dem hohen Norden brachte mich an den Rückreisebahnhof in Kiel, wo wir in Dankbarkeit unser Mittagessen miteinander schlemmten. Wir drückten uns zum Abschied in der Gewissheit, dass ich bald wiederkommen werde. So stieg ich in den ICE ein und ließ die letzten Tage intensiv Revue passieren. Dabei wurde mir bewusst, dass meine Seele schon ganz in Malente ist und ich somit eine glückliche Mitgründerin des natürlichen und liebevollen Bildungsortes sein könnte.

In Vorfreude schaute ich mit lächelnden Augen aus dem Fenster, schon bald beamte ich mich in andere Sphären, und schlief überglücklich ein. Pünktlich erreichte ich München und machte mich auf den Weg in Richtung U-Bahn, die mich nach Hause bringen würde.

Noch einmal drehte ich mich um und sah, dass der Zug direkt wieder nach Kiel fuhr. Meine Seele stieg sofort wieder ein.

Manchmal ist es allerdings dienlich, wenn der Verstand gewinnt! Lach! ☺ Es gab ja jetzt erst mal einiges zu erledigen.

Doch Delphine!

    Schon am nächsten Tag nach meiner Rückkehr hörte ich im Radio, dass sich von Freitag bis Dienstag zwei Delphine zwischen Kiel und Hohwacht vergnügt hätten. Das ist nicht einmalig, aber gewiss außergewöhnlich!

    Und genau in dieser Zeit war auch ich ganz genau dort. Somit hatte sich mein erster Eindruck – Delphine auch in Kiel – bestätigt. Was unter anderem für mich ein deutliches Zeichen ist, dass ich mit meiner Ortswechselwahl nach Malente richtig liege.

„Nur" ein Besuch

„Nur" ein Besuch bei einer Familie, die eine besondere Schule gründen will. Malente, ich komme! Was für ein grandioses Gefühl!

Veränderungen

Seit meiner Reise in den hohen Norden ergaben sich wiederholt viele Veränderungen in meinem Leben.

Bereits im Oktober 2016 besuchte ich erneut Malente und erkundete die Umgebung. Diesmal sogar in Begleitung meiner zwei besten Freundinnen aus München. Auch sie waren sofort begeistert von der ganzen prachtvollen und fabelhaften Gegend. Wir genossen eine sehr inspirierende Zeit in meiner geliebten Mühle, wo die „MühlenherzFEE" Tina – mittlerweile Duzen wir uns – spontan ein Ständchen mit einem Musiker gab, der eigentlich wie wir nur zu Gast war. Er stand noch mit seinem frisch überbrühten KafFEE[1] bei ihr an der Theke, klimperte mitten im Gespräch spontan mit dem KafFEElöffel einfach rhythmisch an die KafFEEtasse und Tina gab dem alten Heimatlied ergänzend ihre prächtige Stimme. Mittlerweile weiß ich, dass Tina Benz auch Berufssängerin ist. Also somit öfter ihrer BERUFung folgte und noch immer folgt!

Elefantenbaum

Beim Spaziergang im Wald fanden wir, meine beiden Freundinnen aus München und ich, einen Baum, der von der Seite wie ein kleiner Elefant aussieht. Ein nach oben wachsender Ast ist vorne auf der Höhe abgebrochen, wo beim Dickhäuter der Rüssel endet.

In den wenigen Tagen erlebten wir viele außergewöhnliche Begegnungen mit ganz besonderen Menschen. Bei un-

---

[1] „KafFEE, weil Tina im Winter ins KafFEEchen einlädt, während die Mühle ihren Winterschlaf hält. Siehe letzte Seite des Buches.

seren lustigen Tagesausflügen ebenso wie abends vorm funkelnden Kamin im Hotel direkt am wunderschönen Dieksee. Quasi ums Eck vom bereits bekannten, einladenden Bootshaus.

Auch bei diesem zweiten Besuch der mystischen, märchenhaften Gegend fand ich die Gewissheit, dass dies mein neuer Weg ist. Der Weg zum nächsten Ziel! Dass ich mit meiner Wahl „Neustart im hohen Norden" richtig liege.

Die Prinzenstraße 7

Im Dezember kam ich dann gleich zweimal für Wohnungsbesichtigungen nach Malente. Leider gefiel mir keine der Wohnungen wirklich. Am 3. Januar 2017 stand die nächste Besichtigung an. In der Prinzenstraße. *„Wenn das mal nicht meine Wohnung ist!"*, dachte ich so als Königskind. ♛ Auch noch in der Hausnummer 7, die eine meiner Lieblingszahlen ist. *„Mit so vielen eindeutigen Zeichen brauchte es doch bestimmt keine weite-*

ren Angebote!", war mir klar! Ich erlebte die schnellste Besichtigung meines Lebens. So etwas Heruntergekommenes hatte ich noch nie gesehen.

Da stand ich nun ernüchtert. Der Möbelwagen war bereits auf 19. Januar 2017 bestellt. Ich wollte gar nicht nachrechnen, dass das schon in 16 Tagen war. Das Transportunternehmen löcherte mich auch verständlicherweise nach der genauen Adresse. Für einige Stunden verließ mich zum ersten Mal der Mut.

Dann tat sich Gott sei Dank spontan eine neue Chance auf: am Tag darauf in Eutin. Schups, zeigte sich doch noch mein neues Reich. Einen Tag später unterschrieb ich überglücklich den Mietvertrag für eine sehr helle 4-Zimmer-Wohnung im Herzen der wunderschönen Rosenstadt Eutin, was an Malente angrenzt und davon nur eine Zughaltestelle entfernt liegt. Meine Nerven!

Am Ende also doch wieder wie immer ein Königskind! 👑 ☺

Der Umzug

Trotz Schnee und 10 Grad minus in München verlief der Umzug perfekt. Meine Schwester fuhr zeitgleich mit mir in ihrem geräumigen VW-Bus meine kleinen Heiligtümer – ein Acrylbild, das mir meine drei Kinder geschenkt haben; meine beiden königlichen Thröne, die ich von meiner Familie und engsten Freunden zum 50. geschenkt bekommen habe; Pflanzen, und noch andere mir wichtige Kleinigkeiten, nach Eutin.

Ich freute mich sehr, dass sie als Erste mit mir die Nacht in meinem neuen Reich verbrachte. In Schlafsäcken auf Matratzen liegend in leeren noch kahlen und kalten Zimmern. Es war halt Winter!

Die 900 Kilometer zurück nach München packte meine Schwester dann ganz allein. Ich bin immer wieder sehr stolz auf sie!

Neben Umzugskartons auspacken arbeitete ich schon sehr viel für den Vater der Familie, die diesen Ort fürs Freilernen gründen möchte. Ich recherchierte die Voraussetzungen für die Gründung einer Schule, schrieb haufenweise E-Mails, druckte alles Recherchierte aus, organisierte einen Vorstellungstermin bei einer Bürgermeisterin und vieles andere mehr.

Der Vater der Familie bekam fast jede Woche Besuch wegen der Planung für den besonderen Lernort, den ich immer in Empfang nahm. Zu meinen Aufgaben gehörte es unter anderem, dass ich seinen Gästen die wunderschöne Gegend hier zeigte, was mir ein wahres Vergnügen war! Natürlich starteten wir immer mit dem kleinen Elefantenbaum, von dem immer wieder alle sehr fasziniert waren. Selbstverständlich stellte ich jedem seiner Gäste meine geliebte Mühle vor und anschließend die ehrwürdige Wunschespe, die im großen, verwunschenen und märchenhaften Zauberfeengarten lebt. Wenn im Winter die Mühle ihren Winterschlaf hielt, verwöhnte uns die liebe Tina hier in ihrem KafFEEchen mit ihren Köstlichkeiten.

Das Symbol der Götter

Auch die Bräutigamseiche gehört zu meinen mystischen Sehenswürdigkeiten, die es nur hier in der wunderschönen Rosenstadt Eutin gibt! Dabei handelt es sich um eine über 500 Jahre uralte, prächtige Eiche, das Symbol der Götter und der Ewigkeit, im Dodauer Forst. *„Mächtig und selbstbewusst steht sie da und bringt Heiratswillige zusammen!"*, sagt man!

Sie hat sogar eine eigene Postadresse: Bräutigamseiche, Dodauer Forst in 23701 Eutin.

Als *„Retter aus der Einsamkeit"* ist sie bekannt. Spaßeshalber sage ich, *„das sei eine mittelalterliche Dating-Börse"*. Vor ihr lehnt eine hohe Leiter, die zu einem ausgehölten Astloch führt. Dort drinnen finden sich Briefe: persönlich eingeworfene Briefe oder eben vom Briefträger gebrachte. Man klettert hoch, liest die Briefe, fotografiert den Text oder notiert sich nur die Kontaktdaten und legt dann die Briefe wieder rein. So haben mehrere

Menschen noch die Chance auf die Richtige/den Richtigen.

Während meiner Gästeführungen bemerkte ich meine BeGEISTerung, die immer wieder neu in mir aufflammte. So kam mir die Idee, dass ich diese Touren täglich ab Juni 2017 mit dem Fahrrad anbieten könnte, bis es dann mit dem neuen Ort für achtsames, liebevolles Lernen losgeht.

Mit dem Fahrrad, weil die Tour vom Elefantenbaum über die Mühle zum Zauberfeengarten und retour ungefähr 35 Kilometer misst, somit zu Fuß eindeutig zu weit wäre.

Unter anderem auch deshalb mit dem Rad, weil Fahrradfahren spielerisch viele Regeln lernt, die es auch für ein erfolgreiches Leben braucht. Beispielsweise das Vorausschauen, das Ziel im Auge behalten, Rücksicht auf den vor und hinter sich fahrenden Radfahrer. …

Das eigentliche Ziel

Während ich dies so philosophierte und bereits verschiedene Routen testete, platzte plötzlich völlig unerwartet das eigentliche Ziel, das Vorhaben mit dem neuen Lernort, wie eine Seifenblase. Natürlich war ich schockiert! Denn es war ein Teil meines Herzbluts. Dieses Projekt war ja eigentlich der Hauptgrund für mich, dass ich jetzt hier im hohen Norden wohne.

Da ich allerdings schon vor meinem Umzug leicht die Ahnung hatte, dass es sein könnte, dass ich aus einem ganz anderen Grund vom Universum hierher in diese wunderVOLLe mystische Gegend gelockt wurde, traf mich das Platzen nicht so heftig, als wenn dies mein einziges Ziel gewesen wäre.

Auch das hat mich das prächtige Leben längst gelehrt: Flexibilität ist hilfREICH in allen Lebenslangen, Improvisieren bringt vorwärts und Plan B rettet!

Mit dem Platzen des neuen Lernortes verlor auch das zuerst geschriebene Manuskript seine Buchberechtigung, das ich eigentlich zusammen mit dem Vater der Familie geschrieben hatte. Das traf uns beide mindestens gleich stark! Denn seit Oktober 2016 schrieben wir tagelang – ich sogar einige Nächte – über Monate hinweg. Fast täglich feilten wir liebevoll und gaben unserem Buchkind den letzten Feinschliff. Sogar im Lektorat befand es sich schon. Ein Buch über den Seelenstern, die Wichtigkeit und Macht der Worte und natürlich über „unser" Projekt, den neuen Ort für achtsames und liebevolles Lernen sollte es werden. Bis zu dem Tag, als das Projekt platzte. Sogar noch zwei Wochen darüber hinaus, weil wir das alles noch nicht wirklich fassen konnten.

Dieser neue Lernort zeigte sich somit leider nicht mehr in dem Rahmen, wie ich es mir so sehr gewünscht hatte. Somit schien kurzzeitig all mein monatelanges intensives Wirken pure Zeitverschwendung.

Wiederauferstehungskraft

Natürlich saß ich oft kopfschüttelnd da und fragte mich nach dem Sinn darin. Am Karfreitag ging dann das Buchprojekt für mich ganz ans Kreuz. Nämlich dann erst realisierte ich, dass es ohne diesen neuen Lernort auch kein Buch darüber geben kann. An einem Tag, an dem schon einmal jemand ans Kreuz gegangen ist. Und mich trug wieder einmal die Gewissheit der Wiederauferstehungskraft und die Gewissheit, dass WIRKlich alles seine Berechtigung, seinen Sinn hat!

Eben, dass uns immer alles zum Besten dient! ♕

Pure Lust am Leben

Während ich gerne in erfolgREICHen Lebensphasen den Liedertext von Geier Sturzflug lautstark mitsinge:

„Aber eins kann mir keiner! Eins kann mir keiner nehmen! Und das ist die pure Lust am Leben!"

so klang das in dieser Zeit eher leise, gleichzeitig ironisch, dennoch war ich mir meiner Lebenslust so gewiss wie immer!

Außerdem ist der Spruch

*„Hinfallen,
aufstehen,
Krone ♛ richten,
weiter gehen!"*

Verfasser/in unbekannt

schon lange eines meiner Lebensmottos!
Und da ich eh Gott sei Dank von Anfang an ahnte, dass es noch einen ganz anderen Grund für meinen Umzug geben könnte, als das Helfen bei der Gründung eines besonderen Lernorts, verlor ich nicht den Mut, verlor ich nicht die Fassung.

Und wieder war es meinem belesenen Wissen zu verdanken:

„Am Ende wird alles gut. Wenn es nicht gut ist, dann ist es noch nicht das Ende."

Zitat: Oscar Wilde

dass ich vom Leben getragen, weiter mutig und voller Vertrauen nach vorne schaute und mir einfach ein neues Leben strickte. ☺ Und am Ende wird alles gut!

Erst in diesem März steckte mich eine meiner besten Freundinnen aus München mit ihrer neuen BeGEISTerung, dem Sockenstricken, erfolgREICH an. Seitdem stricke ich, wann immer es die Zeit zulässt. Besonders von Karfreitag bis Ostermontag durchgehend. Ich strickte, meditierte dabei und zog mich von meinem gesamten Umfeld zurück.

Sockenstrickend kam mir die Idee, dass ich die übergangsweise gedachten Radtouren dann eben freiberuflich anbieten werde. Außerdem war mir klar: Diese Lebensabschnittgeschichte wird ein Bestseller! Denn die besten Bücher schreibt das wahre Leben.

Als ich wieder Frieden hatte und der neu gestrickte Lebensweg mir sehr gefiel, konnte ich meiner Familie und meinen Freundinnen und Freunden von dem geplatzten sowie von dem neuen Ziel berichten. Mein manchmal lebenswildes Chaos macht ihnen schon lange keinen Kummer mehr! ☺

Immer wieder tut es mir gut, wenn ich aufgrund solcher Situationen/Begebenheiten sehe, dass alle hinter mir stehen und für mich da sind! Wieder erntete ich ihre Bewunderung und genoss es, wenn sie mir mit *„Du Lebenskünstlerin schaffst das wieder!"* Mut machten.

Das WIRKliche Ziel

Mittlerweile sind Monate vergangen und der Schock der geplatzten Träume ist in Frieden davongezogen.

Noch immer bin ich sehr sehr gerne hier in dieser wunderschönen Rosenstadt! Schon eine Blütenzeit durfte ich hier in ihrer vollen Pracht genießen! Der liebliche Rosenduft schien mit dem gleichzeitigen Duft der Lindenblüte zu wetteifern. Was für ein paradiesisches Aroma! Was für ein besonderes Geschenk! 👑

Fast täglich radelte ich für die perfekte Tour auf der Suche nach der besten Strecke für meine geführten Fahrradtouren. Flache Wege, die für jeden erreichbar sind, wollte ich finden und idyllisch sollten diese schließlich auch noch sein! Was wieder identisch mit meinem momentanen Leben ist. Immer wieder suchte ich in Dankbarkeit nach dem neuen richtigen, nach dem seelenglückbringendsten Weg!

Anfangs fand ich nur Radwege, die an befahrenen Straßen, teilweise an Bundesstraßen entlangführten, vor. Aber diese waren immerhin nicht so steil.

Im Wald – auf der Suche nach dem richtigen Weg – fühlte ich mich manchmal, als würde ich das Rad neu erfinden. Denn ich wusste natürlich, dass hier bereits viele Menschen leben, die bestimmt den leichtesten und schönsten Weg von

Eutin nach Malente über Grebin kennen. Aber ich kenne eben diese Menschen noch nicht.

So irrte ich immer wieder im Wald umher auf der Suche nach Schildern, die nicht da waren. Die Waldwege, die ich auf meiner Suche fand, sind zwar viel idyllischer, als an den Straßen entlangzufahren, aber teilweise so steil oder geröllig, dass sie nicht für jedermann besiegbar sind.

Meine Hoffnung, auf den perfekten Radrundweg zu meinen geliebten Kraftorten, schwand nach vielen Radrouten langsam aber sicher dahin. Dabei waren doch meine Flyer bereits kreiert und bestellt. Auch an der neuen Homepage feilte ich schon! Abends schaute ich mir immer wieder auf Google Earth neue Wege an, die ich am nächsten Tag testete.

Dann kam Gott sei Dank der Tag X, an den ich nicht mehr wirklich geglaubt hatte.

Ein neuer Tag!

Ein neuer Tag! Lustlos stieg ich auf mein Rad. Hoffnungslos trat ich leicht frustriert so vor mich hin in die Pedale, bis ich langsam bemerkte, dass diese neue Route mich ganz entspannt und total vergnügt voranbrachte.

So kam mein Mut Hand in Hand mit der Lebensfreude zurück. Nach einer starken Kurve traute ich fast meinen Augen nicht: Da stand er plötzlich unerwartet vor mir! Mein damals (im September 2016) schon wegweisender Hinkelstein und meine Seele jubelte vor Freude! *„Das glaube ich jetzt nicht!",* sagte ich laut zu mir und schüttelte fassungslos vor Freude den Kopf!

Das ist doch wieder die perfekte Antwort direkt von oben! Freudentränen! Hatte ich doch noch den perfekten Weg für meine „mystischen Radtouren, die entschleunigen" gefunden!? Hatte ich somit auch den perfekten Weg für mein neues Leben in spe entdeckt!?

Ich umarmte vor Freude diesen aussagekräftigen Hinkelstein. Fügte dankend meine Hände zusammen und schaute überglücklich und berauscht in den Himmel! Ich ließ einen Freudenschrei „Juchhuuuh!" los, denn ich spürte wahrlich, wie meine Seele hüpfte!

Als ich wieder gefasst war, fuhr ich fröhlich weiter und beobachtete noch sprachlos vor BeGEISTerung, wie ich mich das erste Mal locker und leicht von hinten an meine geliebte Mühle in Grebin heranschlich. Was für ein Geschenk!

Der Dickkopf Ute hatte mal wieder in seiner Hartnäckigkeit sein Ziel erreicht! Und ich war und bin noch immer dankbar dem Weg!

Ich hatte den perfekten Weg gefunden!

Und mit ihm das perfekte Ziel!

Viel Freude

Somit bleibt es dabei, dass auch mein künftiges Wirken mir und meinen Mitmenschen viel Freude bringen wird. Was schon immer eines meiner Hauptbedürfnisse ist.

Einerseits mit meinem mittlerweile großen Angebot der besonderen Radtouren, andererseits Buch schreibend. Kein Navi kennt diese perfekten Wege der verwunschenen Fabelorte, in die ich führen werde.

Viel Wissenswertes und einige Weisheiten, die ich in diesem Buch bereits preisgegeben habe, werde ich auch auf meinen Radtouren wieder ganz nebenbei weitergeben. So wie ich auch mit dem Wissen und meiner Überzeugung um die Qualität der Zahl 13 einmal ganz nebenbei negative Glaubenssätze in positive transformierte. ☺

Als „mystische Radtouren, die entschleunigen" biete ich diese Ausflüge der besonderen Art an.

Somit ganz offensichtlich nichts für Hochleistungsportler. Viel zu oft geht es im Leben um Leistung und Ehrgeiz! ☺ Sogar einanderthalbstündige Stadtführungen auf dem Rad mit 13 Sehenswürdigkeiten optimieren mittlerweile mein bisheriges Angebot!

Solltest Du mal im Frühling/Sommer/Herbst in der Nähe von Malente, Grebin oder Eutin sein, und ich Dich auf diese wunderVOLLen, mystischen Kraftorte neugierig gemacht haben sollte, dann schaue auf meiner Homepage[2] nach den Routen/Tagesangeboten und dem Treffpunkt.

Auch wo man sich in Eutin sowie Malente günstig ein Fahrrad ausleihen kann, findest Du dort und auf den Flyern für diese Radtouren, die ich bereits weithin verbreitet habe. In Malente liegen nicht nur meine Flyer aus, sondern auch ein Urlaubsmagazin mit meinem halbseitigen Angebot.

Für den Winter wünsche ich mir, dass ich im sonnigen Süden – wahrscheinlich

---

[2] www.gesundheitundtransformation.com

nach Hurghada in Ägypten (nein: Ägypten ist nicht gefährlich! Das Leben allgemein endet unweigerlich mit dem Tod. ☺) wegen meiner Liebe zu den Delphinen – in einem edlen Hotel weitere Bücher schreiben werde.

Wie immer nur im Einklang mit meiner Seele!

Schon 2013 hatte ich den Wunsch, im sonnigen Süden zu überwintern. Nachdem ich im Sommer 2013 in den besonderen Genuss gekommen war, eine ganze Woche auf einem Schiff ab Hurghada verbringen zu dürfen.

Auf dem Deck des Bootes schliefen wir damals, haben bis zum Einschlafen Sternschnuppen bewundert und gezählt. Morgens, manchmal schon um fünf Uhr in der Früh, kamen Delphine direkt an unser Boot. So schnell war ich noch nie im Wasser! Schon gar nicht um diese Zeit! Aber es hat sich gelohnt! Die Delphine liebten unsere Gesellschaft gleichermaßen wie wir die ihre!

Jetzt, durch die geplatzte Seifenblase, erfüllt sich voraussichtlich eben dann doch auch noch dieser kurz aus den Augen verlorene Traum!

Auf jeden Fall freue ich mich sehr, dass ich mittlerweile in dieser wunderschönen Rosenstadt Eutin wohne, wo mich alle Begebenheiten in die perfekte Richtung gelenkt haben! Eutin ist eine Ableitung von Uta und Uta ist eine Ableitung von Ute. So steht es auf jeden Fall im Internet. Das ist doch mal ein Ding! Da ziehe ich intuitiv in eine Stadt, die eigentlich so heißt wie ich!

Am Thema Freilernen bleibe ich weiterhin dran. Wer weiß, was sich in dieser Richtung hier oben im hohen Norden noch für neue Türen für mich öffnen!

Auch da ist der Weg das Ziel, so schreite ich frohen Mutes in Dankbarkeit voran!

Noch ein wichtiger Tipp

Sollte Dich jetzt sofort die Abenteuerlust gepackt haben, dann lass Dir bitte unbedingt noch den einen wichtigen Tipp geben: für chaotische Wagnisse, wie die meinen, ist es sehr hilfreich, ein dickes „Sparbuch" zur Hand zu haben! Oder eben einen Partner, der Dich trägt und versorgt. Der Dich auffängt, falls Du fällst. Vielleicht kannst Du ihm durch Dein neues Wagnis wieder mehr Dankbarkeit für diese große Freiheit und Unterstützung zeigen!

Es ist wahrlich ein Geschenk, wenn da jemand ist, auf dem man sich verlassen kann! Zu zweit ist vieles leichter. Das Einzige, das ich in dieser wilden Umbruchzeit vermisste, ist eben genau das, dass nachts, wenn alles schläft, jemand da ist, wenn mir nach Heulen zumute war. Was ich euch ehrlicherweise nicht vorenthalten will: Denn es war mir in solchen prekären Situationen trotz meiner stabilen Frohnatur, meiner immerwährenden Zuversicht und trotz meines starken Glaubens an das Gute auch immer wieder mal ganz elend zum Heulen zumute. Wenn beispielsweise am 15. des Monats nur noch Monat übrig ist. Wenn das Wetter so unbeständig ist, dass niemand eine fünfstündige geführte Fahrradtour buchte, somit die einkalkulierten Einnahmen fehlten.

Nichtsdestotrotz hat sich jeder Neustart in meinem Leben immer wieder gelohnt! Jedes Mal habe ich mich dadurch enorm weiterentwickelt!

Leider ist der Mensch eben meistens sehr träge und kommt oft erst durch Engpässe in seine Kraft! So fiel mir in der Not blitzschnell ein, dass ich schon viele Jahre meine selbst gemalten energetischen Acrylbilder verkaufen wollte, und fand endlich eine perfekte Homepage[3], wo man seine Kunstwerke fast kostenlos anbieten kann.

Nur durch den Engpass kreierte ich zu den längeren Radtouren diese eineinhalbstündige Stadtführung auf dem Rad dazu. Einerseits ist das zeitlich bei insta-

---

[3] www.kunst.ag/Einhorn

bilem Wetter berechenbarer und andererseits auch für jeden Geldbeutel erschwinglicher. Dank all der Umstände, die ich lieber Begebenheiten nenne, fühle ich mich jetzt wie ein vom Leben geschliffener Diamant. Das darf nach all dem, was hinter mir liegt, gesagt sowie geschrieben werden! ☺

Titelbild

Genau aus diesem Grund habe ich eben dieses Titelbild fotografiert! Der Tunnel symbolisiert das Ungewisse. Meist sieht ein neuer Weg beängstigender aus, als er in Wirklichkeit ist! Dieser Tunnel ist beispielsweise nur ganz kurz, eher eine Unterführung und führt auch wieder ans Licht! ☺ Außerdem bringen gerade diese ungeraden Wege Abwechslung, **Leben**digkeit und Abenteuer mit sich, wie auch die neuen Ziele Dein Leben beREICHern! Freilich sind gerade Wege kürzer und übersichtlicher! Aber ist es das, was Du wirklich willst?

Die Dankbarkeit

Sogar meine Freundinnen und meine Familie faszinierte ich bereits mit meiner BeGEISTerung für den hohen Norden mit all seinen märchenhaften Highlights! Alle haben mich in der kurzen Zeit schon besucht und begleiten mich trotz der Entfernung von 900 Kilometern weiterhin sehr intensiv auf meinen Wegen. ♫♪♫ *Ein Feuerwerk aus Endorphinen!* ♫♪♫

♫♪♫ Liedertext: Andreas Bourani ♫♪♫

Wähle weise Gutes, dann tun sich ungeahnte Dinge auf! Vieles ist somit leicht und das Leben ebnet Dir Deine Wege!

♫♪♫ *Dass es das Beste für uns gibt! Ein Hoch auf uns! Ein Hoch aufs Leben!!!* ♫♪♫

♫♪♫ Liedertext: Andreas Bourani ♫♪♫

Königskinder

Freude erfüllt mein Herz! Alles ganz nach meiner Überzeugung, dass wir alle Königskinder ♕ sind!

Diese Dankbarkeit auf allen Wegen erinnert mich erneut an den weisen Spruch auf dem Hinkelstein auf meiner Radtour um den wunderschönen Dieksee. So schließt sich hier mal wieder der Kreis mit dem für mich wegweisenden Spruch:

*„Sei dankbar dem Weg,
er bringt dich ans Ziel!"*

Zitat: Dörte und Kay

Dieses Zitat geht für mich Hand in Hand mit:

„Der Weg ist das Ziel!"

Zitat: Konfuzius

Welches mir wiederum den Titel

„Dein Weg ist das Ziel"

für diesen Tatsachenbericht mit Echtheitsgarantie geschenkt hat! ☺

Das Wichtigste ist immer der Weg! Und dieser beginnt immer mit **Deinem** ersten Schritt!

„Das Leben ist traumhaft schön und lebensWERT!"

Zitat: Ute Berardone ☺

Das Leben will einen ausgeben!

Ich wünsche Dir, liebe Leserin, und Dir, lieber Leser, viel Spaß beim Schreiten in der Gewissheit, dass alles gut ist und dass das kostbare Leben Dich täglich beschenken möchte! Das wünsche ich Dir von ganzem Herzen!

Wie Peter Fox in seinem Lied „Aufstehn!" überzeugend singt:

„Das Leben will einen ausgeben und das will ich sehen! Lass uns endlich raus gehen, das Radio aufdrehen. Das wird unser Tag Baby, **wenn wir aufstehen!**"

♪♪♪ *Liedertext: Peter Fox* ♪♪♪

Auch wünsche ich Dir aus dem Innern meines Herzens, dass Du unter anderem verstehst, dass das Leben Dir einen ausgeben will! Und dies auch tut, **wenn wir aufstehen!**

Lebendigkeit

Hole Dir Deine Lebendigkeit wieder zurück! Das Leben ist zu kostbar, um es vor dem Fernseher, PC/Laptop oder mit anderen elektrischen Geräten sinnlos zu vergeuden.

Erneut muss ich auf fremdes Wissen hinweisen, das bereits veröffentlicht ist! Weil es hilfREICH für Dich sein könnte, wie es für mich immer wieder neu wiederbelebend ist! Die liebliche Julia Engelmann – noch so jung und schon so weise – spricht mir da vollkommen aus der Seele mit ihrem Text:

„*One day, baby, we´ll be old …*
Und eines Tages, Baby, werde ich alt sein,
oh Baby, werde ich alt sein
und an all die Geschichten denken,
die ich hätte erzählen können. …

*Mein Leben ist ein Wartezimmer,
niemand ruft mich auf.
Mein Dopamin – das spare ich immer,
falls ich´s noch mal brauch. …*

*Und die Geschichten,
die wir dann stattdessen erzählen,
werden traurige Konjunktive sein wie –
»Einmal wäre ich fast einen Marathon gelaufen
und hätte fast die Buddenbrooks gelesen,
und ich wäre mal beinah
»bis die Wolken wieder lila« waren noch wach gewesen,
fast hätten wir uns mal demaskiert
und gesehen, wir sind die Gleichen,
und dann hätten wir uns fast gesagt,
wie viel wir uns bedeuten« –*

*werden wir erzählen.
Und dass wir bloß faul und feige waren,
das werden wir verschweigen
und uns heimlich wünschen,
noch ein bisschen hierzubleiben.*

*Wenn wir dann alt sind und unsere Tage knapp
– und das wird sowieso passieren –*

dann erst werden wir kapieren,
wir hatten nie was zu verlieren.
Denn das Leben, das wir führen wollen,
das können wir selber wählen.
**Also, los!, schreiben wir Geschichten,
die wir später gerne erzählen.**

*Also! Lass uns nachts lange wach bleiben,
aufs höchste Hausdach der Stadt steigen,
lachend und vom Takt frei
die allertollsten Lieder singen!
Lass uns Feste wie Konfetti schmeißen,
sehen, wie sie zu Boden reisen,
und die gefallenen Feste feiern,
»bis die Wolken wieder lila sind«!*
Lass mal an uns selber glauben,
*ist mir egal, ob das verrückt ist!
Wer genau guckt, sieht,
dass Mut auch bloß ein Anagramm von Glück ist!
Wer immer wir auch waren,
lass werden, wer wir sein wollen.
Wir haben viel zu lange gewartet,*
lass uns Dopamin vergeuden! ... "

Die ganze transformierende Kostbarkeit (das hier ist nur ein Ausschnitt!) „ONE DAY / RECKONING TEXT" findest Du auf YouTube. WIRKlich sehenswert! Außerdem in ihrem Buch „Eines Tages, Baby". WIRKlich lesenswert! ☺

Wie die liebe Julia schreibt *„Lass mal werden, wer wir sein wollen!",* so kannst Du beiSPIELsWEISE werden, wie Du sein willst, und beruflich das anbieten, was Dir am meisten Spaß macht. Dadurch wirst Du und wird Dein ganzes Umfeld beREICHert und wiederbelebt!

Jedes Symptom einer „nicht Gesundheit" wird somit fliehen! Denn Glückliche/Verliebte sind immer gesund! Und wenn Du die/der Erste bist, die/der den Mut für einen Neuanfang ENDlich wieder aufbringt: Fang einfach an!

Auch hier spricht mir wieder die liebe Julia Engelmann aus der Seele mit „Grüner wird´s nicht". Sie sagt:

„Denn Taten schaffen Wirklichkeit! »Es gibt nichts Gutes, außer: Man tut es!«

… Dein Weg ist frei, ganz bis zum Horizont! …
Die beste Zeit ist immer jetzt,
und viel grüner wird es nicht, … !"

Daaanke! Liebe Julia Engelmann!

Auch wenn ich es anfangs schon zitierte, passt es hier noch einmal speziell zum Verinnerlichen:

„Was immer du tun kannst oder erträumst zu können, beginne es. Kühnheit besitzt Genie, Macht und magische Kraft. Beginne es jetzt."

Zitat: Johann Wolfgang von Goethe

Was für mich wieder Hand in Hand geht mit diesem Zitat:

„Was Du träumen kannst,
kannst du auch realisieren."

Zitat: Alexander Krist

Sei dabei auf neuen Wegen! Gönne Dir die pure Lust am Leben!

Dreieinigkeit

Ich liebe die Stärke der Dreieinigkeit! Deshalb habe ich hier die mir drei wichtigsten Motivationen für dieses Buch „Dein Weg ist das Ziel" miteinander verschmolzen:

Erstens:

Übernehme Deine Verantwortung! Veränderungen/Verbesserungen starten nur in uns und durch uns selbst!

Zweitens:

„Der Weg ist das Ziel"

Zitat: Konfuzius

Mein erster Schritt war bereits ohne es zu ahnen diese Reise ins Blaue! Mit diesem Weg, tat sich ein völlig neuer Weg, auf. Erst mittendrin erkannte ich das Ziel. Und wie Du siehst, war es das „eigentliche" Ziel, damit mich das WIRKliche Ziel finden konnte.

Mit diesem Wissen kannst Du jeden Weg in Dankbarkeit und Vertrauen gehen. Und wie dankbar ich darüber wieder mal bin!

Drittens:

Der Ruf Deiner Seele!

Mit Sicherheit zeigt sich auch Dir immer wieder Deine WIRKliche Berufung, Bestimmung und somit auch der wahre Wert Deines kostbaren Lebens hier auf dieser wunderschönen Mutter Erde.

Was hindert Dich jetzt noch?

Grüner wird´s nicht! ☺

HerzFEE

Man nennt sie (Tina Benz)
„die singende Wirtin",

Ich nenne sie
„die HerzFEE
der Grebiner Mühle".

Die Mühle ist das Wahrzeichen des Ortes Grebin.

Da sie mein Herz ganz besonders erobert hat, findet sie auf dieser Seite ihren Ehrenplatz.

Adresse der Mühle:
24329 Grebin, Behler Weg 1
auch To´n Windbüdel

Im Winter hält die Mühle ihren Winterschlaf. In dieser Winterpause findet man „die singende Wirtin" in ihrem „KafFEEchen" im Zauberfeengarten auf dem Gestüt Schierensee, nur sonntags!

Ein Gedicht

Für Majestät, die Mühle:

Ganz genau erinnere ich mich, wie alles begann! Deine Pracht, Deine Macht und Deine Stärke zogen mich magisch an!

Es war Liebe auf den ersten Blick! Gerne denke ich an unsere erste Begegnung, am 9.9. im Jahr 2016 zurück.

Mein Herz hüpfte, als ich Dich dort thronen sah, und ich fühlte mich Dir sofort sehr nah!

Selten habe ich so ein hübsches, gepflegtes Reetkleid gesehen! Schon war es um mich geschehen!

Viel Zeit haben wir seitdem miteinander verbracht. Sogar eine Vollmondzeremonie miteinander gemacht.

Ich bin so gerne in Deiner Nähe und immer wieder neu hüpft mein Herz, wenn ich Dich sehe! Danke, dass es Dich gibt!

Danke Dir, liebes Mühlenherz Tina!

Danke an Dich!

Danke
für Deine Aufmerksamkeit!

Danke
für Deine Zeit!

Danke
für Dein
wunderVOLLes Sein!

Nachwort

Meine Lektorin klärte mich darüber auf, dass wenn ich beispielsweise „Telefon" mit „f" schreibe, ich auch „Delphin" mit „f" schreiben sollte. Lange habe ich an mir gearbeitet und doch versagt. ☺
Ich kann und möchte immer „Delphin" schreiben!
Das mag wohl allein an der Rebellin in mir liegen und lässt sich auch nicht ändern.
Wie Du bestimmt gemerkt hast, ist mein nächster Schwachpunkt das „Du" mit großem „D". Bevor ich „Du" jemals kleinschreiben würde, würde ich eher „ich" mit einem großen „I" schreiben! ☺ Deshalb schrieb und schreibe ich auch „Duzen" mit einem großen „D".

Es grüßt die Rebellin in mir, Ute

Herzlichen Dank!

… Dir, Vater der Familie:

Danke,
dass Du mich in den hohen Norden ge-
lotst hast!

Danke,
für alles, was ich in unserem Miteinander
lernen und erkennen durfte!